Fadama CONDE

Experiência do serviço de urologia do HMIMV Rabat:

Fadama CONDE

Experiência do serviço de urologia do HMIMV Rabat:

FRACTURA DO PÉNIS

ScienciaScripts

Imprint

Cover image: www.ingimage.com

This book is a translation from the original published under ISBN 978-620-6-71186-5.

Publisher:
Sciencia Scripts
is a trademark of
Dodo Books Indian Ocean Ltd. and OmniScriptum S.R.L publishing group

120 High Road, East Finchley, London, N2 9ED, United Kingdom
Str. Armeneasca 28/1, office 1, Chisinau MD-2012, Republic of Moldova, Europe
Printed at: see last page
ISBN: 978-620-8-08805-7

DEDICAÇÃO

Este trabalho é dedicado à este excelente cooperação entre o meu país, o ***REPÚBLICA*** *DA* ***GUINÉ*** *e* ***REINO DA CERÍFICA (MARROCOS).*** *Nascido em no dia seguinte à independência da REPÚBLICA DA GUINÉ em* ***02/10/1958****.*

Desde então, têm-se verificado verdadeiros intercâmbios de competências até aos dias de hoje.

Desejamos longa vida a esta espantosa cooperação, que me permitiu tornar-me especialista em urologia, tornando-se assim a primeira esperança de todo um exército da ***REPÚBLICA DA GUINÉ****.*

O meu país maporté, cabe-me a mim devolvê-lo a eles e m s i n a l d e gratidão.

Rezamos para que esta forte relação perdure para sempre entre os nossos dois países amigos, onde nos sentimos verdadeiramente em casa, independentemente da raça ou da religião.

AMEN !!!!!!!!!

Gostaria de agradecer aos meus queridos mestres que me devolveram os cinco anos num piscar de olhos Pr Ahmed AMEUR*: Chefe do Departamento de URO-NFROLOGIA*

Por me ter devolvido os 5 anos de urologia num gole de água gelada em pleno verão. Que a tua vida seja iluminada de glória e felicidade. Longa vida para ti

Pr. Mohammed Alami: *Chefe do Departamento de UROLOGIA do HMIMV Rabat :*

Ensinou-me a andar de quatro pernas em urologia para dois pés, tornando-se a esperança de todo um exército. Que a tua vida seja iluminada pela glória, felicidade e saúde de aço.

Longa vida para si

Obrigado =ko barka=Chocranne

República da GUINÉ Marrocos

ABREVIATURAS

AA: artérias

AFU: *Association* **française d'urologie** ***IR*: Índice de resistência**

vascular IS: Insuficiência arterial

MRI: ressonância magnética FCC: fratura do corpo cavernoso

PGE1: Prostaglandina E1

VPS: pico da velocidade arterial sistólica VDF: velocidade arterial diastólica

final SS: sistema simpático

SPS: sistema parassimpático

UCRM: uretrocistografia retrógrada urinária Vv: veias

ÍNDICE

INTRODUÇÃO

Geral

A fratura do pénis é uma emergência uro-andrológica que ocorre, na maioria dos casos, num pénis ereto (*espessura da albugínea em repouso = 3 mm, durante a ereção a espessura diminui para 0,25-0,50 mm)*; esta variação leva a uma diminuição da resistência da albugínea a eventos súbitos de sobrepressão, resultando na sua rutura.

A etiologia mais frequentemente relatada continua a ser o "coite faux pas", entre muitas outras

O diagnóstico clínico é efectuado com base num conjunto de argumentos recolhidos através de uma entrevista e de um exame físico minuciosos (fissuras, detumescência, hematoma, dor na extremidade com um aspeto de beribéri). Em caso de hematúria, é necessário procurar lesões na uretra.

Segundo os autores, a ecografia é complementada em primeiro lugar pela ecografia, dada a disponibilidade dos serviços de urgência, seguida da ressonância magnética e da cavernografia.

O tratamento deve ser efectuado o mais cedo possível para evitar complicações pós-operatórias.

Baseia-se na cirurgia, utilizando uma incisão coronal com o risco de necrose cutânea ou uma incisão electiva com o risco de não se detectarem determinadas lesões.

À luz dos dados recolhidos na literatura, a nossa série tem como objetivo analisar os aspectos epidemiológicos, de diagnóstico, terapêuticos, evolutivos e de seguimento pós-operatório num estudo retrospetivo de seis (06) casos no HMIMV Rabat durante um período de três anos.

A- Antecedentes

A noção de fratura dos corpos cavernosos remonta a 1000 anos atrás, quando Abul Kacem escreveu sobre uma fratura do pénis devido a danos nos corpos cavernosos (1,2).

A primeira observação remonta a 1787 por Trye (3) Outras publicações como :

- JP Franck em 1808 (4)
- V. Mott em 1847(5)

A rutura do corpo cavernoso foi descrita pela primeira vez em 1925(7), seguida por REDIRE em 1926 e Puigvert e Macias 1946(8).

- Thompson, em 1954 (9), publicou novas observações e concordou que a lesão afectava principalmente os corpos cavernosos.
- Em 1957, Fenestron (10) publicou 18 casos e salientou que

O risco de lesão da uretra é muito elevado quando a flexão ocorre no ângulo penoscrotal e muito reduzido quando ocorre distalmente;

A direção da torção determina a localização da lesão.

Em termos de tratamento, esta doença tem sofrido alterações significativas ao longo do tempo.

O primeiro caso de tratamento cirúrgico foi relatado por Fetter em 1936.

Em 1957, Fenestron (10) reparou cirurgicamente uma antiga sequela, abrindo uma nova era neste domínio.

Atualmente, a maioria dos autores concorda que a cirurgia é a única forma de prevenir complicações em comparação com os tratamentos médicos.

B- RECORDAÇÃO ANATÓMICA

O pénis é o órgão masculino da cópula e também o órgão terminal da micção. Situa-se à frente da sínfise púbica. A uretra atravessa-o, abrindo-se na sua extremidade distal no meato uretral.

É feita uma distinção entre :

B-a ENVELOPES

1- Uma albugínea espessa que envolve cada um dos corpos erécteis.

2- A fáscia profunda do pénis, que envolve um grande espaço celular que permite que a bainha "deslize" sobre as formações erécteis.

3- Os dartos (fáscia superficial do pénis). 3- A pele ou bainha do pénis

B-b Os meios de fixação do pénis :

O corpo é mantido unido pela sua continuidade com a raiz e pelos ligamentos suspensor e funsiforme, que compreendem :

1. O ligamento suspensor do pénis: Triangular. Nasce à frente da sínfise púbica, estende-se e divide-se em duas lâminas que se ligam de cada lado do corpo cavernoso à fáscia profunda do pénis.

2. O ligamento fundiforme do pénis: nasce na parte inferior da linha alba e atravessa o monte do púbis. Divide-se em duas lâminas que passam de cada lado do ligamento suspensor do pénis.

Configuração :

O pénis é composto por duas partes topograficamente e funcionalmente distintas:

- A) A raiz, escondida no períneo e fixa ;
- B)O corpo, visível e móvel.

A. A raiz do pénis: situa-se no espaço superficial do períneo, acima do escroto. Compreende os dois pilares e o bolbo do pénis.

1. Os pilares do pénis: representam as partes posteriores dos corpos cavernosos. Cada pilar está ligado a um ramo isquiopúbico em frente da tuberosidade isquiática e à fáscia inferior do diafragma urogenital. Envolvido pelo músculo isquiocavernoso.

2. 2. O bolbo do pénis: Representa a parte posterior do corpo esponjoso.

Liga-se à parte inferior da membrana perineal. É coberto pelo músculo bulbo esponjoso

É piriforme e mediano. A uretra atravessa a sua superfície profunda, a 1 a 2 cm da sua extremidade posterior, e, mais lateralmente, os ductos das glândulas bulbo-uretrais.

B. *O corpo do pénis:* Quando flácido, situa-se sob a sínfise púbica, à frente do escroto, e quando ereto, à frente da sínfise púbica:

- A sua forma é cilíndrica, mais ou menos achatada sagitalmente, com uma face anterior ou dorso do pénis, uma face posterior ou face uretral e uma extremidade livre inchada, a glande.

- Dimensões Muito variável no adulto, o corpo mede :

➢ No estado flácido, tem 10 a 12 cm de comprimento e 8 a 9 cm de circunferência.

➢ Quando ereto: 16 a 18 cm de comprimento, 11 a 12 cm de circunferência (3 a 4 cm de diâmetro). Anatomia do sistema genital masculino: O pénis

C. Estrutura do pénis:

O pénis é constituído por três cilindros de tecido erétil: 1- os dois corpos cavernosos, 2- o corpo esponjoso e 3- a glande.

Estes corpos erécteis, isolados na raiz, juntam-se sob o púbis para ajudar a formar o corpo do pénis.

1. Os corpos cavernosos :

- ***Histologicamente****: os corpos cavernosos são constituídos por tecido conjuntivo, numerosas fibras elásticas e feixes de músculo liso que formam os espaços sinusoidais ou sanguíneos: espaços virtuais que são preenchidos pelas artérias helicoidais e drenados pelas veias emissárias.*
- ***Anatomicamente,*** os corpos cavernosos são estreitos e cónicos nas extremidades, e inclinam-se medialmente ao corpo. Estão separados pelo septo do pénis. Formam dois sulcos longitudinais:

A superior é para a veia dorsal profunda do pénis, na parte posterior do pénis. A outra, inferior, para o corpo esponjoso, na superfície uretral.

2. O corpo esponjoso :

- ***Histologicamente,*** *o tecido esponjoso é constituído por tecido de tipo cavernoso, mas é menos desenvolvido do que o do corpo cavernoso propriamente dito. A sua albugínea é também mais fina, com fibras elásticas e musculares menos abundantes.*

- ***Anatomicamente falando***, o corpo esponjoso origina-se atrás do bolbo. Continua anteriormente com a glande. Envolve a uretra esponjosa e corre no sulco longitudinal inferior dos corpos cavernosos. A uretra penetra no corpo esponjoso ao nível da superfície superior do bolbo.

3. *A bolota* :

- A extremidade livre do pénis, coberta pelo prepúcio. É cónica, lisa e de cor rosada. A sua base forma uma protuberância circular, mais proeminente na parte posterior do pénis, a coroa da glande. Esta é separada da inserção do prepúcio por um sulco circular, o colo da glande.

A parte superior da uretra tem uma fenda sagital com cerca de 7 mm de comprimento, o óstio externo da uretra.

A sua superfície uretral tem um sulco mediano que une o colo e o óstio uretral externo; este sulco dá inserção ao freio do prepúcio. Anatomia do sistema genital masculino :

O Verge e as suas implicações clínicas e cirúrgicas :

Os envelopes do pénis formam uma prega cilíndrica à volta da glande, o prepúcio, que está disposto numa manga à volta da glande. A circuncisão consiste na excisão do prepúcio.

Não existe um plano de clivagem ao nível do sulco balanoprepucial, razão pela qual a incisão coronal durante a cirurgia de fratura do pénis deve ser feita 3 mm atrás do sulco.

Figura 1 Diagrama estrutural do pénis (a= mostrando o corpo e a raiz do pénis e a sua relação com os músculos isquiocavernoso e bulbo cavernoso; b= secção transversal).

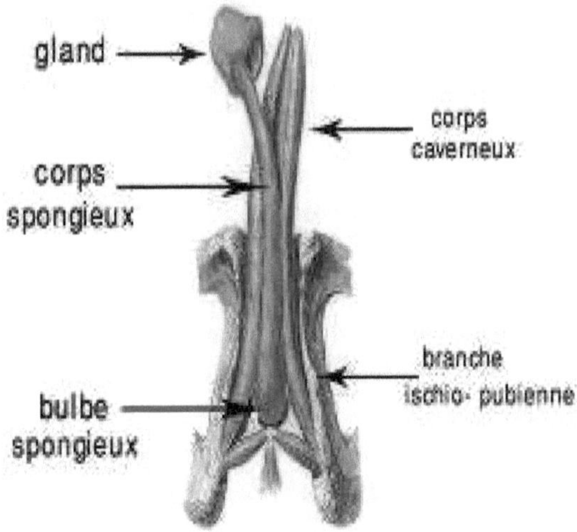

Fig 1 a

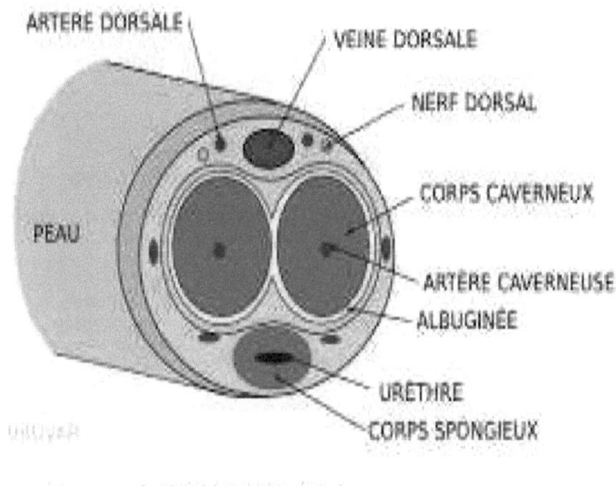

Fig 1 b

Estrutura da haste

B- d. ***Vascularização, inervação e drenagem linfática do pénis :***

A. Artérias :

1. A artéria profunda do pénis: provém da artéria pudenda interna. Corre ao longo do eixo do corpo cavernoso. Dá origem às artérias helicoidais que se abrem nos seios cavernosos.

2. As artérias dorsais do pénis :

Também se origina da artéria pudenda interna. Correm ao longo da parte posterior do pénis em ambos os lados da veia dorsal profunda do pénis. Anastomosam-se ao nível do colo da glande e formam um círculo arterial do qual surgem ramos para a glande, o prepúcio e o frénulo do prepúcio. Dão origem às artérias circunflexas do pénis para o corpo cavernoso e o corpo esponjoso.

3. A artéria bulbar: destina-se ao bulbo esponjoso.

4. A artéria uretral: vasculariza a uretra esponjosa e a parte anterior do corpo esponjoso.

5. Artérias superficiais do pénis: provêm das artérias pudendas externas, ramos da artéria femoral. Destinam-se à pele do pénis

Vascularização arterial do pénis, mostrando o nervo pudendo no fundo a amarelo

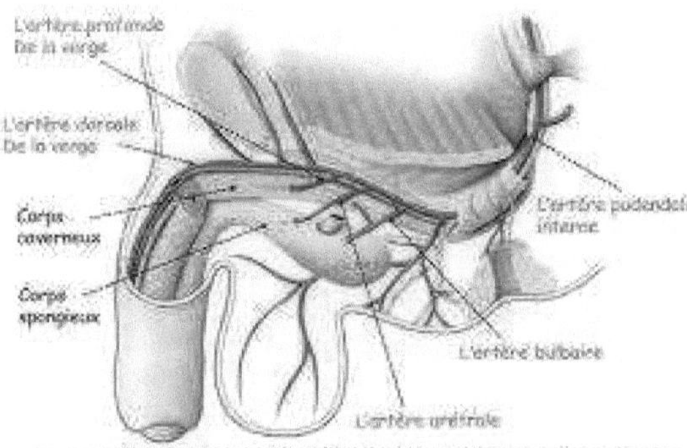

VUE LATERALE MONTRANT LA VASCULARISATION ARTERIELLE DE LA VERGE

Veias :

a. As veias dos corpos eréteis :

1. As veias cavernosas são drenadas por veias emissárias, quer nas veias circunflexas, que se juntam à veia dorsal profunda do pénis, quer nas veias bulbares, quer diretamente nas veias pudendas internas.

2. A veia dorsal profunda do pénis: drena a glande do pénis e a parte livre dos corpos cavernosos. Corre ao longo da parte posterior do pénis sob a fáscia profunda do pénis, juntando-se às veias pudendas internas direita e esquerda; estas veias também drenam para o plexo retro-púbico.

3. As raízes dos corpos cavernosos :

drenam diretamente para o plexo venoso retro-púbico ou para as veias pudendas internas.

4. O corpo esponjoso: é drenado pelas veias circunflexas para a veia dorsal profunda do pénis e pelas veias bulbares para uma veia pudenda interna.

B. Veias da pele :

Drenam para a veia dorsal superficial do pénis, que pode juntar-se às veias pudendas externas, tributárias das veias safenas magnas, ou drenar para o plexo periprostático.

Vascularização venosa e arterial tendo em conta a inervação figura 2(a e b)

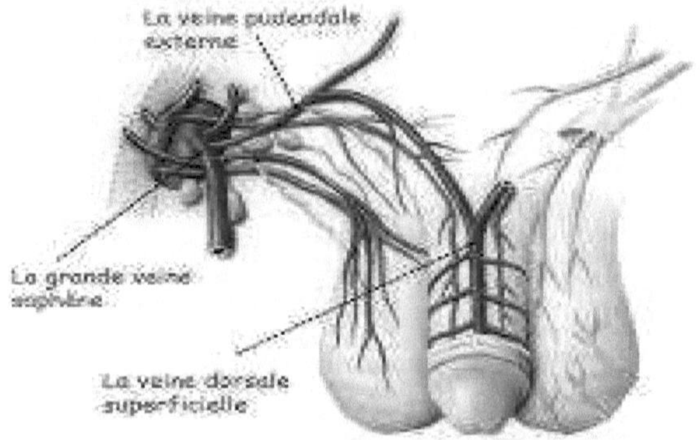

FIGURE MONTRANT LES VEINES DES PALNS CUTANES DE LA VERGE

a

Fig2: Vascularização mostrando a aa helicoidal, a vv emissária e os circunflexos do pénis (Pierre Kamina)

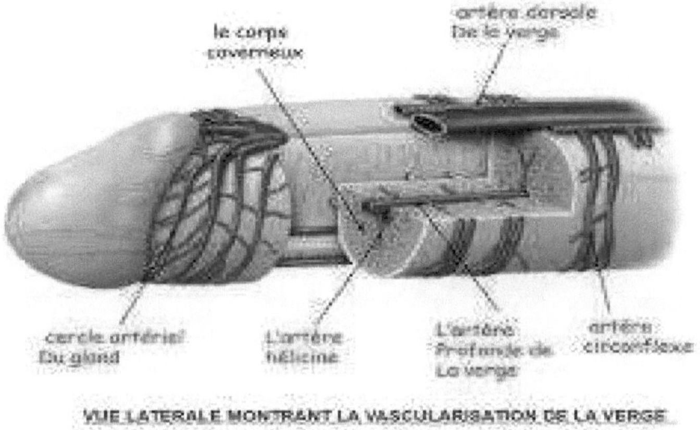

b

Inervação do pénis :

- *O sistema vegetativo, que inclui o SPS proveniente da medula sacral (S1, S2, S3, S4) e o SS proveniente da medula dorsolombar (D10- l2).*
- *O sistema somático também tem origem na medula sacral, responsável pela sensibilidade do pénis através do nervo dorsal do pénis e pela motricidade perineal (músculos ísquio cavernoso e bulbo esponjoso).*
- *Nervo eretor de EKARDT (nervo proveniente do sistema somático e*
- *parassimpático)*
-

Figuras A e B: esquema da inervação do pénis

A- Um diagrama que mostra as diferentes rotas e os seus centros

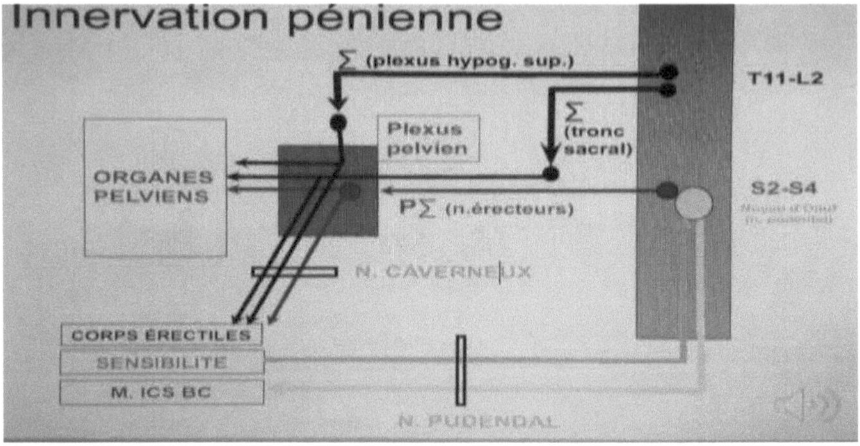

B - anatomia

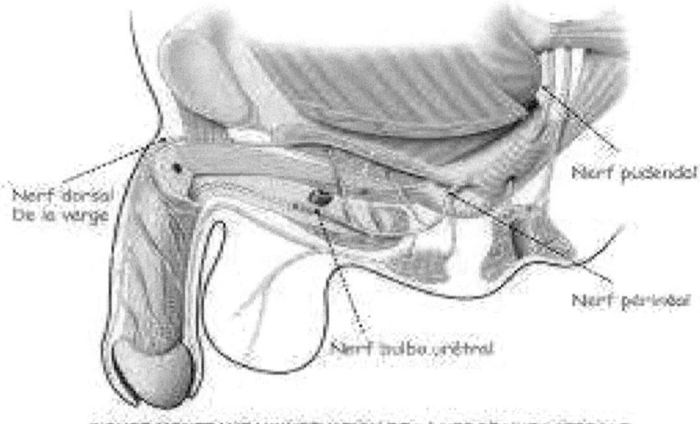

FIGURE MONTRANT L'INNERVATION DE LA VERGE VUE LATERALE

C- Lembrete fisiológico da ereção

Responde aos fenómenos dinâmicos dos corpos eréteis e ao controlo neuro-hormonal.

1/ Dinâmica do corpo erétil

a) Ereção definida biodinamicamente a uma pressão máxima entre 100 e 120

mm Hg

Inicia-se com a tumescência peniana (enchimento lacunar) seguida de rigidificação, permitindo que a penetração seja reforçada pela contração dos músculos estriados ligados aos corpos erécteis.

- **Tumescência: pressão máxima atingida a 50 mhmhg**: permite que o pénis atinja o seu volume máximo quando as lacunas cavernosas são preenchidas por duas artérias cavernosas (ramo da artéria pudenda interna) que se ramificam em direção à s aréolas,

Todas as condições ateromatosas locais podem ser responsáveis pela impotência devido a uma falta de fluxo sanguíneo.

- O enchimento só é possível quando as células do músculo liso trabecular relaxam e fecham a aréola num estado flácido sob o domínio do tónus simpático.
- **Rigidez**: A pressão máxima atingida entre 100 e 120 mm Hg está relacionada com o bloqueio da drenagem venosa por compressão das veias emissárias contra a superfície interna da albugínea, atingindo a pressão sanguínea intra-cavernosa o seu máximo. Apesar do bloqueio do fluxo sanguíneo peniano, a oxigenação das estruturas intra-penianas permanece suficiente se a ereção durar menos de 3 horas.

b / Regresso à flacidez (PDE5)

Quando o desejo diminui, a dominância do tónus simpático reduz o fornecimento de sangue arterial às aréolas e permite uma diminuição da pressão cavernosa, o que elimina o bloqueio da drenagem venosa. O esvaziamento lacunar ocorre então através das veias emissárias que atravessam a albugínea, juntando-se às veias circunflexas que rodeiam os corpos cavernosos e drenando para a veia dorsal profunda do pénis.

A entrada arterial e a saída venosa são assim equilibradas, assegurando o metabolismo celular normal dos componentes intra-venosos.

Figura 4: Esquema da fisiologia da ereção e visualização dos efeitos dos neuro-mediadores

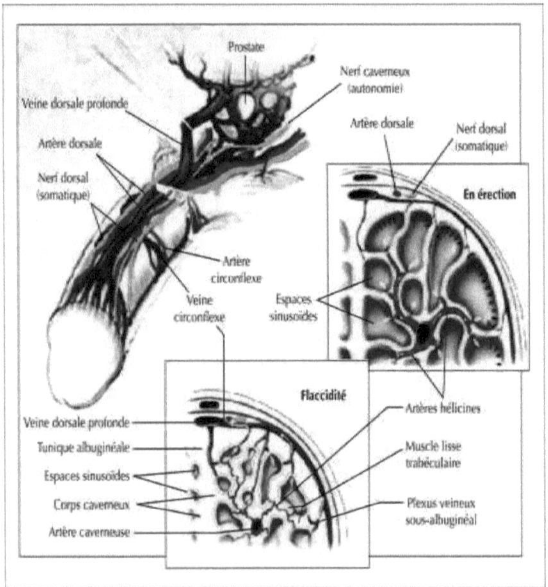

a) *Microestrutura no estado flácido e ereto*

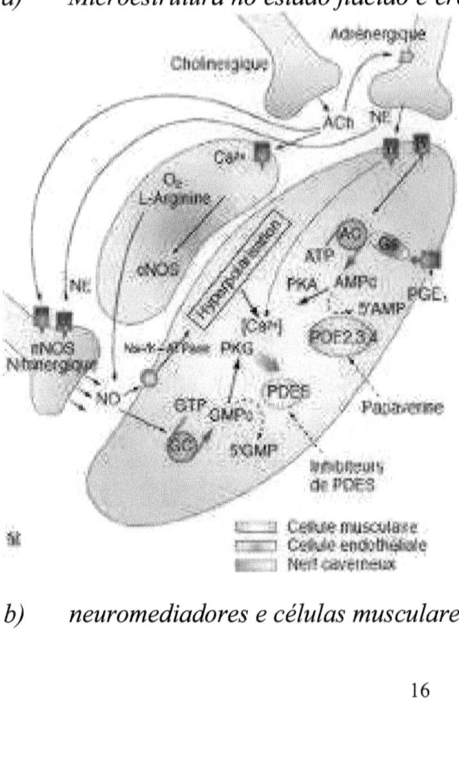

b) *neuromediadores e células musculares*

2. *Controlo neuro-hormonal*

A inervação somática, como se vê na anatomia do pénis, provém da medula sacral (S1, S2, S3, S4), que fornece a sensibilidade através do nervo dorsal do pénis e a função motora (músculos cavernosos isquiáticos e bulbares) através do nervo perineal.

A inervação somática **está** envolvida na ereção, particularmente do tipo reflexo. A palpação tátil do pénis conduz aos centros sacrais parassimpáticos e gera uma estimulação parassimpática (vegetativa) pelos nervos erectores de Eckardt e uma estimulação motora pelos nervos pudendos internos.

- ***A inervação vegetativa dos corpos cavernosos simpáticos e parassimpáticos*** é psicogénica (sob controlo cortical).

+ As fibras parassimpáticas partem diretamente da face anterior das raízes sacrais e dão origem ao nervo eretor de Eckardt, que se une ao nervo cavernoso através do plexo hipogástrico inferior.

+ As fibras simpáticas têm origem na medula dorsolombar (D12-L2) e juntam-se aos nervos pélvico interno e pudendo ou ao nervo cavernoso através do plexo hipogástrico superior e inferior.

IMPLICAÇÕES FISIOLÓGICAS DO SISTEMA GEGETATIVO

Nos corpos cavernosos, os músculos lisos associados ao esqueleto conjuntivo trabecular :

- ***Podem contrair-se e provocar o fecho da aréola, levando à flacidez por ação simpática (em repouso, o pénis está sob controlo simpático).***
- ***O relaxamento, (abertura e enchimento das aréolas, expressão peniana) está sob a ação do parassimpático e da ação de substâncias vasoactivas como o NO, a prostaglandina, a expulsão do cálcio das células musculares sob a ação do GMPc produz a ativação do GMP do NO, este fenómeno leva ao relaxamento e à abertura dos sinusóides.***

Controlo superior Implicações fisiológicas

O controlo superior é assegurado pelo núcleo supra-ótico hipotalâmico, situado na parede anterior do terceiro ventrículo, que recebe informações do lobo límbico de Broca: a base anatómica da libido, ela própria sujeita a estímulos sensoriais olfactivos, visuais, auditivos e tácteis.

O núcleo supra-ótico tem também uma relação íntima com a hipófise e influencia as suas secreções.

A estimulação da libido leva à inibição simpática e à estimulação parassimpática e à libertação de substâncias vasoactivas (NO, PGE1).

A ejaculação ou a queda do desejo leva ao regresso do tónus simpático graças à libertação de PD5

A impressão da hormona androgénica é essencial para a ereção

D- ETIOPATOGENIA

Micro-arquitetura do pénis

É constituído por fibras de colagénio transversais e fibras elásticas alinhadas longitudinalmente.

As fibras de colagénio impedem que o pénis se expanda demasiado durante a ereção e permitem que regresse à posição de repouso durante a descompressão. A albugínea dos corpos cavernosos tem 2mm de espessura quando o pénis está em repouso, mas pode diluir-se para 0,25-0,50mm quando está ereto e torna-se vulnerável a tensões mecânicas súbitas (15), rompendo-se acima de 1500mmHg de pressão (16).

Sob o efeito de uma sobrepressão súbita, a albugínea frágil sofre uma rutura, estes fenómenos são ;

- A relação sexual vaginal vigorosa em 30-50% no Ocidente (11) é chamada coite faux pas (contexto: infortúnio ou atletismo sexual)

- Relações sexuais numa posição vertical quando o parceiro cai subitamente, provocando uma curvatura súbita (4, 9, 21, 22)

- A manipulação intempestiva do pénis ereto é muito mais comum no Médio Oriente (tentativa de dissimulação).

- Masturbação Posições à canzana :

- Sodomia 30% e Andrómica 20%.

Este fenómeno leva à formação de lesões anatómicas patológicas:

- Rutura transversal e unilateral direita da albugínea e do tecido cavernoso em 75% dos casos.

- Proximal e dorsal (16 19 2143 50 66 81) mais frequentemente durante os passos do falso coito e muito raramente distal (10) em 86,8% para Zargooshi (22) e 55,6% para El Taher. Na série de Zargooshi, a maioria das lesões ocorreu proximal e dorsalmente.

- Rutura da uretra 20 a 38% no Ocidente (3% no Golfo Pérsico e Japão). Mais comum se a fratura bilateral dos corpos cavernosos (12 49 61 74), pode ser completa ou parcial (6 9 28 30 49 59).

- Rutura do ligamento suspensor

- Rutura vascular

A rutura da albugínea do corpo cavernoso pode ser localizada, mas também pode estender-se à uretra.

procurar uma lesão associada. A lesão da uretra é mais comum nos casos de fratura bilateral dos corpos cavernosos e manifesta-se mais frequentemente por uretrorragia. A rutura total da uretra ocorre em 2% dos casos [3].

A apresentação clínica é geralmente típica. O interrogatório deve incluir a procura do seguinte:

Mecanismo do acidente (as circunstâncias são muitas vezes difíceis de determinar) ;

sensação auditiva e/ou de estalido; _ detumescência imediata do pénis; _ uretrorragia que leva a suspeitar de rutura uretral

Parceiro ;

Aparecimento de dor localizada no pénis (sem correlação entre a gravidade da fratura e a intensidade da dor).

dor). Um hematoma pode estender-se em forma de pinna sobre o púbis, criando uma imagem clássica de beringela, com o pénis virado para fora da lesão.

Figura 5 Aspeto de um pénis beringela no segundo doente: pénis virado para fora da lesão

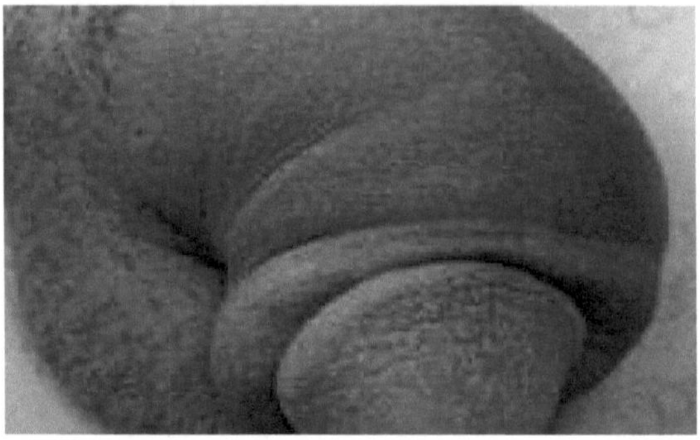

Figura 6 Aspeto de um pénis em forma de beringela no segundo doente: pénis virado para fora da lesão

E- EPIDEMIOLOGIA

IDADE

É mais frequentemente uma doença dos jovens, com uma idade média de 28,9 anos. Para Eke (7), isto pode ser explicado pelo elevado nível de atividade sexual nesta idade. A série de Ishikawa confirma que 81% dos doentes têm entre 20 e 50 anos, uma idade em que as relações sexuais são mais frequentes (11). De forma anedótica, 73% dos homens da série de Nouriy não eram casados (12).

Frequência :

Trata-se de um traumatismo raro; a série iraniana é a maior de Zargooshi com 172 casos(22);

Até 1985, apenas 185 ases tinham sido registados (13).

Em 1991, Mansi (15) registou 235 casos, incluindo 14 na sua própria série, e em 1998, Mydlo (28) relatou 250 casos em toda a literatura anglo-saxónica.

O número descrito na literatura de 1935 a 2001 foi de 1642 casos (21).

Repartição :

É um traumatismo que pode ser encontrado em todo o mundo, mas há certas zonas do globo onde ainda o vemos mais:

- no Médio e Próximo Oriente e no Norte de África (21, 22). No Irão, ZAAGOOSHI (22) registaram uma média de um caso por semana no serviço de urgência do centro hospitalar universitário, representando 0,63% das urgências urológicas.

F- DIAGNÓSTICO :

Exame: (22,

A entrevista tentará determinar as circunstâncias exactas da ocorrência e o tempo de consulta após o traumatismo, que é geralmente inferior a 24 horas. O DR Zarghooshi encontrou 21,5 horas na sua série e Muentener).

Traumatismo do pénis ereto, acompanhado de um estalido súbito que pode ser ouvido pelo doente ou pelo parceiro (10, 11, 12, 13, 14), seguido de detumescência e dor (15, 16).

O aparecimento de um hematoma que forma as asas do pavilhão auricular é um sinal de uma fratura proximal de alto grau.

Em certos casos, o doente pode consultar o médico numa fase de curvatura do pénis ereto ou por DE (disfunção erétil) revelando as formas observadas tardiamente na fase de complicação ou pela presença de fibrose (15).

Uma fístula uretro-cavernosa ou uretro-cutânea ou disúria causada por uma lesão de estenose uretral (15,16,17).

Exame clínico :

O exame clínico revela um pénis em forma de beringela (desenvolve-se progressivamente um hematoma e um edema), ***ver figura 5, com o pénis desviado, de costas para a lesão.***

A palpação pode por vezes revelar uma depressão quando o hematoma não é tão grande à frente da lesão (21).

O sinal de Rollin identifica o local da fratura (o coágulo que se forma no local da fratura é palpável sob a pele do pénis ao rolar sobre ela (24).

Figura 7: Aspeto típico de um pénis fracturado (beringela)

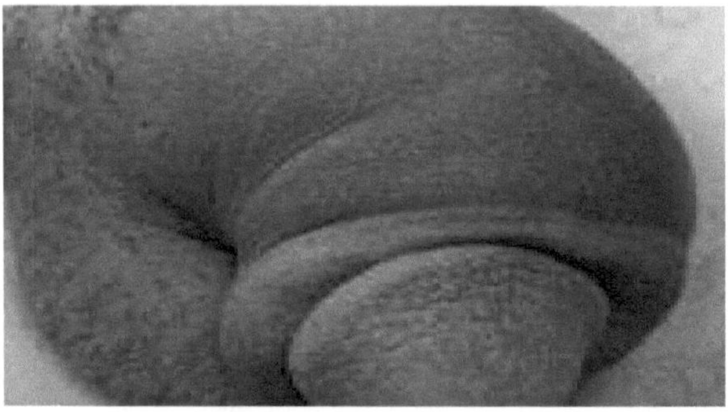

Aspeto de uma fratura pré-operatória do pénis observada às 5 horas na sequência de um passo em falso no HMIMV Rabat em 2O2O num doente de 21 anos: aspeto típico de beringela com o dorso virado para a lesão.

Figura 8: Fratura do pénis classificada como tipo 3 ou grau 3 num dos nossos doentes.

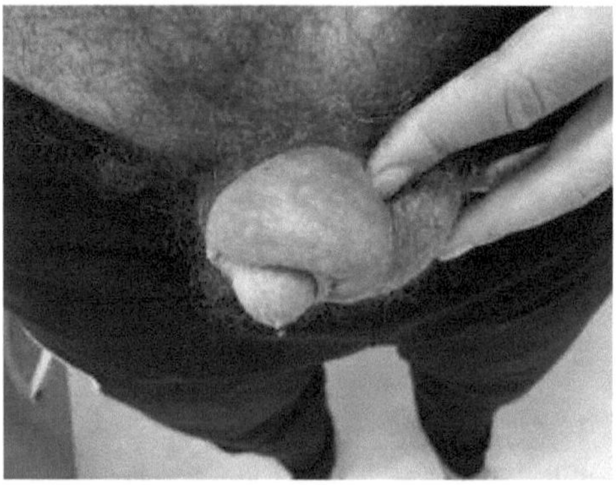

Fratura do pénis com expansão do hematoma para o púbis em 20/05/2023, classificada como tipo 3 (lesão dos corpos cavernosos e proximais, sem lesões associadas: asas de borboleta).

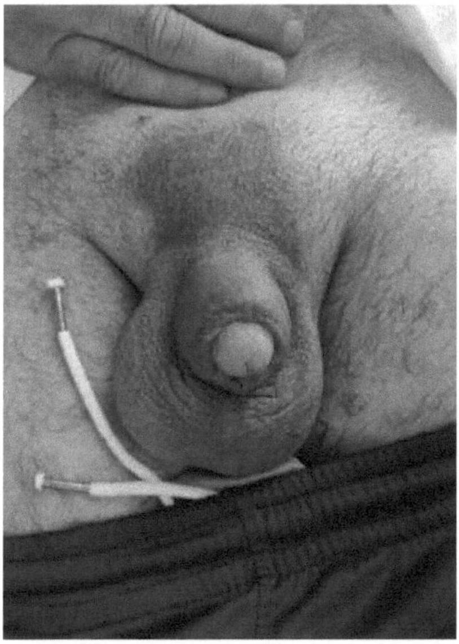

Exame complementar (16, 21, 22, 23, 24, 28, 29)

O diagnóstico de uma fratura do pénis baseia-se numa série de argumentos recolhidos a partir do interrogatório e do exame clínico, mas a imagiologia desempenha um papel importante na identificação do local da lesão e das colaterais.

1 - Contribuição dos ultra-sons :

Ultra-sons de alta frequência, sonda superficial de 7,5 MHz: Doppler a cores para verificar a integridade da rede arterial e venosa do pénis

É o exame de primeira linha em situações de urgência, pouco dispendioso e acessível sem ser invasivo, fornecendo informações sobre a localização e dimensão da lesão e colaterais num curto espaço de tempo (21, 22), mas tem as suas limitações (fratura pequena e difícil de visualizar, hematoma grande à frente da lesão, mais edema subcutâneo que dificulta a interpretação, ou operador não habituado a este tipo de lesão). A deteção de uma fratura é por vezes difícil na parte distal do pénis por razões de contraste e de ecogenicidade entre os diferentes tecidos (24).

A ecografia pode ser utilizada para diagnosticar um defeito da albugínea.

Uma coleção ecogénica: revela um hematoma, sem sinal Doppler no hematoma

2- ***Contribuições da cavernografia (16, 21, 24 28) :***

Trata-se de um exame simples, que pode ser efectuado com ou sem anestesia, e que está indicado para todos os doentes. Outros reservam-no para situações que são observadas numa fase tardia: mais de 24 horas, com o objetivo de optar por um tratamento cirúrgico ou conservador.

Complicações :

a) Priapismo

b) Uma reação alérgica

c) Fibrose dos corpos cavernosos após extravasamento de PDC

d) Infeção

e) Este exame pode agravar o hematoma pós-traumático e permanece radiante e doloroso (24).

As contra-indicações são idênticas às da IVUS 3- Contribuição da RM (24):

Nesta patologia traumática, a RM fornece um resultado promissor e encorajador (10-25), e este exame tem o seu lugar na avaliação da extensão do cancro do pénis e da doença de apyronia.

BOUBON relata um estudo em que comparou a sensibilidade da ecografia e da RM nas fracturas do pénis. A RM foi superior com uma sensibilidade de 100% (25).

Trata-se de um exame dispendioso, com disponibilidade limitada, especialmente em situações de emergência, o que prolongaria o tempo de tratamento.

Técnica: o doente é posicionado em decúbito dorsal, com o pénis mantido em posição vertical, o que permite um pénis próximo da ereção e um exame correto das partes proximal e distal, evitando assim uma ereção artificial num pénis fracturado.

Uma linha de fratura na albugínea é vista como um hipo-sinal que apresenta uma solução de continuidade em T1 e não é detectada em T2 ()

- O hematoma subcutâneo é visto em T1 em vez de T2

- O hematoma intracavernoso é bem visível em T2, especialmente em T1 após a injeção de ganodium.

- A mucosa uretral é vista com um hipersinal precoce, permitindo a visualização do seu trajeto e a descoberta de uma possível rutura da mucosa.

RMN: permite a classificação em quatro graus que são ;

- ***Tipo 1 Unilateral, lesão distal única, inferior a 20 mm.***
- ***Tipo 2 Unilateral, lesão única, distal, superior a 20 mm.***
- ***Tipo 3 Lesão bilateral e/ou múltipla e/ou proximal.***
- ***Tipo 4 Lesão associada a uma ferida ureteral***

4- Local da uretrocistografia retrógrada (21,22, 24):

UCRM: é um exame mais frequentemente utilizado para diagnosticar a rutura da uretra, para além da rutura do corpo cavernoso. Este exame pode por vezes transformar uma rutura parcial da uretra numa rutura completa ().

Foram registados falsos positivos em casos de compressão da uretra por um hematoma do pénis (1,21,28,30).

UCRM (21) em todos os pacientes que apresentam uretrorragia antes da cirurgia, **Zargooshi** (22) também efectua este exame em casos de disúria, hematúria associada à rutura dos corpos cavernosos.

Se não houver extravasamento do produto de contraste, não deve ser efectuada uma fibroscopia pré-operatória (25).

E- TRATAMENTO

O primeiro caso de uma fratura tratada cirurgicamente foi relatado em 1936 por FETTER (27); 24 anos mais tarde, em 1957, FERNSTROM apoiou este procedimento (26).

Atualmente, o tratamento de referência continua a ser a cirurgia, apesar do método conservador que é por vezes solicitado, quer no contexto de uma recusa de cirurgia, quer quando é realizada uma ressonância magnética, sem lesão, mas com presença de um infiltrado, um pequeno hematoma e preservação da ereção (12, 21, 22, 23, 24).

A- Princípios (12, 21, 22, 24, 25)

a- Princípios do tratamento conservador: recordar que não se trata de um tratamento de referência, consiste na aplicação de uma bexiga de gelo ou de uma compressa embebida em soro gelado e na prescrição de analgésicos e anti-inflamatórios, antibióticos, benzodiazepinas

b- Princípio do tratamento cirúrgico

Foi realizada uma revisão da literatura e os resultados foram favoráveis a um tratamento precoce, uma vez aceite o diagnóstico de fratura do corpo cavernoso, com prescrição de antibióticos durante 08 dias (27).

1) Anestesia O tratamento pode ser efectuado sob anestesia local, raquianestesia ou anestesia geral.

Alguns autores defendem a abordagem electiva sob anestesia local, permitindo que o doente regresse a casa no mesmo dia (24).

2) Abordagem :

São possíveis várias vias, nomeadamente a incisão coronal a 2-3mm do sulco balanoprepucial com decantação completa, que permite uma visão global dos corpos cavernosos e do corpo esponjoso, mas expõe o doente a complicações como infeção, edema e necrose cutânea com uma frequência de 14 a 25%. Para o ALBANY, a incisão coronal é única porque, na grande maioria dos casos, o local da lesão é proximal.
(20) e tem efeitos secundários (danos nos nervos superficiais que levam a uma hipossensibilidade do pénis).
É particularmente importante preservar o prepúcio no caso de envolvimento uretral para uma possível uretroplastia **de FERGAGNY** (28).

A incisão longitudinal e lateral de um corpo cavernoso oposto à lesão permite uma abordagem electiva sem risco de co-morbilidades, mas à custa de uma cicatriz inestética.

A incisão escrotal pode ser feita ao nível escrotal, sendo também possível o enxerto por esta via nas fracturas proximais.

Imagem intra-operatória de uma fratura do pénis num homem de 21 anos em 2020 no HMIM V Rabat que tinha sido submetido a uma incisão electiva

Figura 9 - Fratura classificada como tipo 1

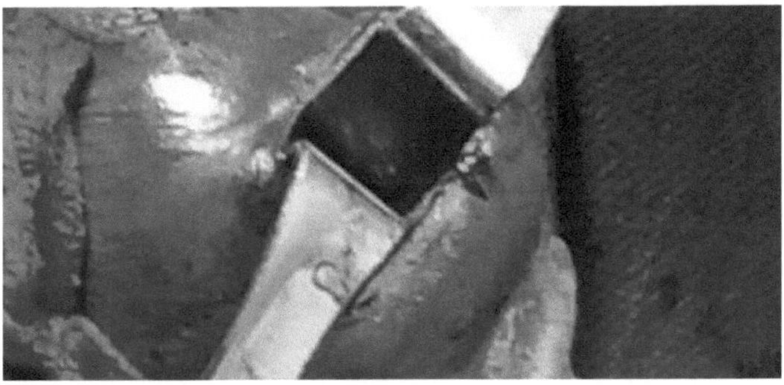

Figura: por op a

ANTES DA LIGADURA

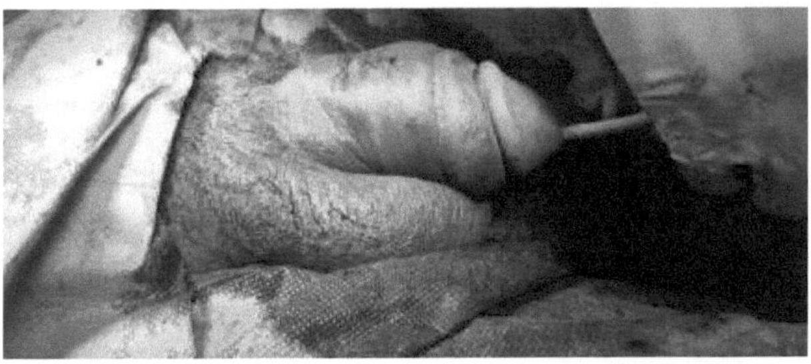

b

Após a operação

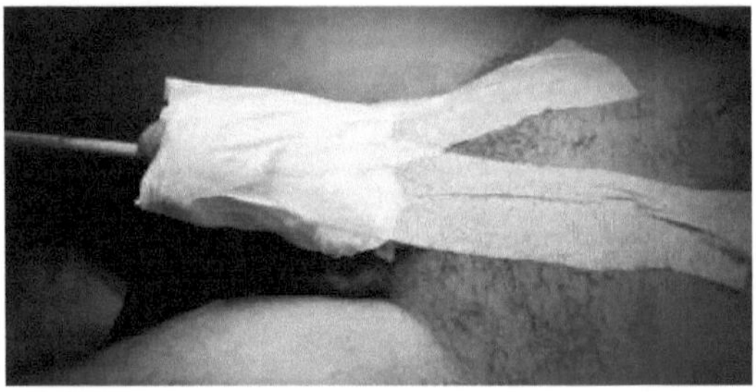

c

Figura 10: Cirurgia de grau 3 na figura 4 (A= lesão exposta e B= lesão fechada)

A B

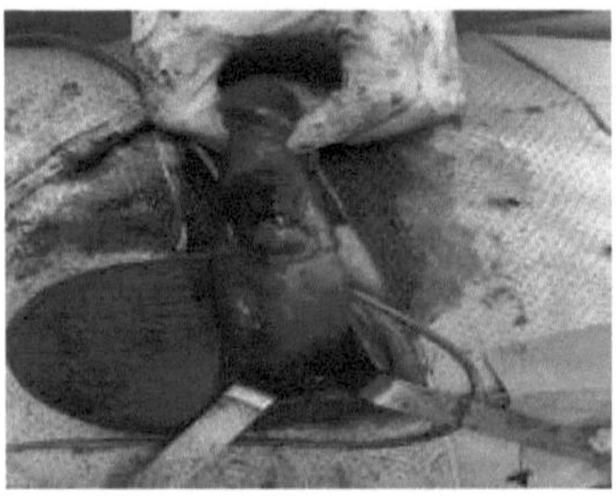

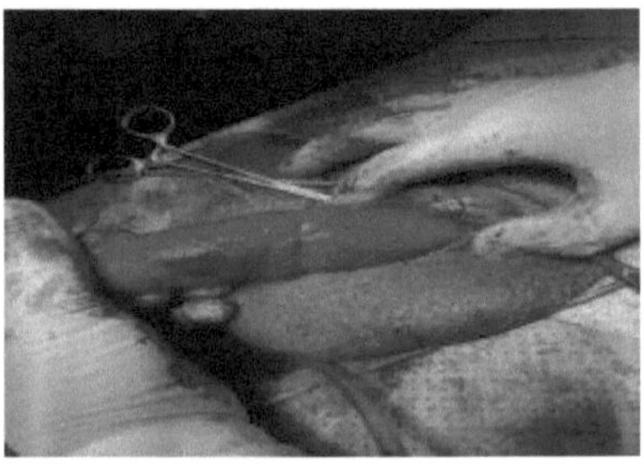

Figura- 11 Imagem intra-operatória da fratura peniana de O5/2023 classificada como tipo 3

Serviço de Urologia do HMIMV Rabat

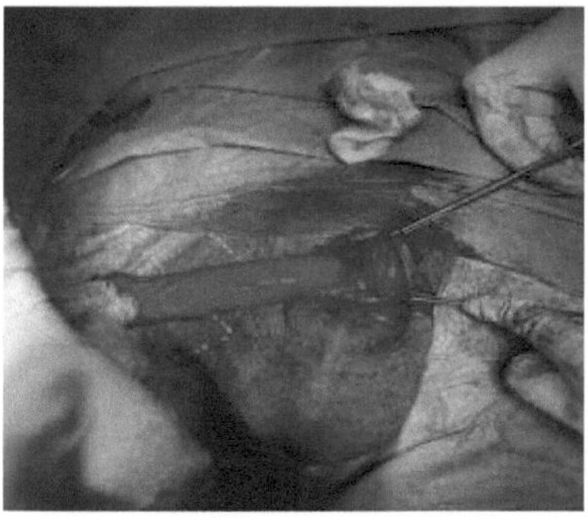 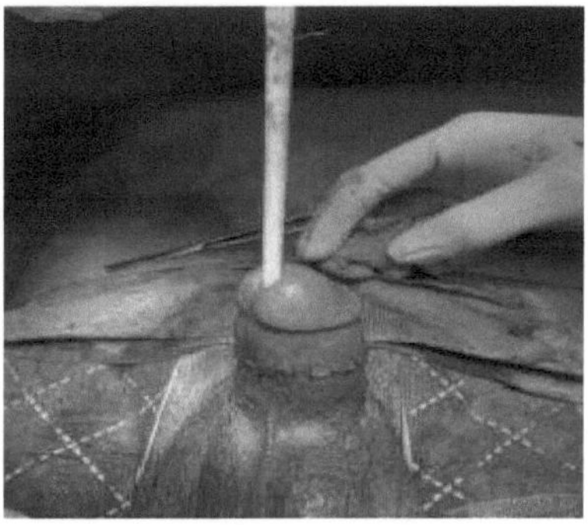

3 - Se existir uma lesão uretral associada:

Nas **situações em que existe uma lesão uretral associada** (observada sobretudo nos casos de fratura ventral e bilateral do pénis), **FORGGNY** (28) recomenda a exploração do corpo esponjoso, devendo a ureteroscopia ser realizada no pré-operatório para fins diagnósticos e terapêuticos.

4- Drenagem: sem indicação apesar da prática de alguns autores

Penso: para controlar precocemente qualquer isquémia ou necrose, a boa prática recomenda, de acordo com a literatura, o enfaixamento do pénis sobre um cateter vesical, deixando a glande nua.

5- **Gestão pós-operatória:** para minimizar o risco de recorrência e evitar a ereção precoce pós-operatória, ***MYDLO*** sugere a prescrição de ***dietilstilbesterol*** (28,29).

F- AVALIAÇÃO VASCULAR APÓS CIRURGIA DE FRACTURA DO PÉNIS

Eco-doppler após injeção de 10microg de prostaglandina E1 em posição cirúrgica precoce

1) Medida

- *Pico de velocidade sistólica arterial na artéria cavernosa (PVS)*

Resultado: há um aumento da velocidade sistólica e um aspeto diastólico positivo (ver diagrama).

- *Velocidade arterial no final da diástole (VDF)*

Resultado: queda do fluxo diastólico com entalhe da onda diastólica

- *Índice de resistência vascular igual a PSV - EDV /PSV*

2) Resultados :

PSV inferior a 25 cm/segundo após injeção de PE1 durante 5 minutos é insuficiência arterial

INSUFICIÊNCIA VENOSA *(disfunção caverno-oclusiva): definida como* ***PSV*** *superior a 25 cm/seg e* ***EDV*** *superior a 5 cm/seg, acompanhada de rápida detumescência.*

- ***IR inferior a 0,75***

***Figura 12**: Ver o diagrama de rastreio pós-exploração cirúrgica, que também é utilizado em alguns serviços de urgência.*

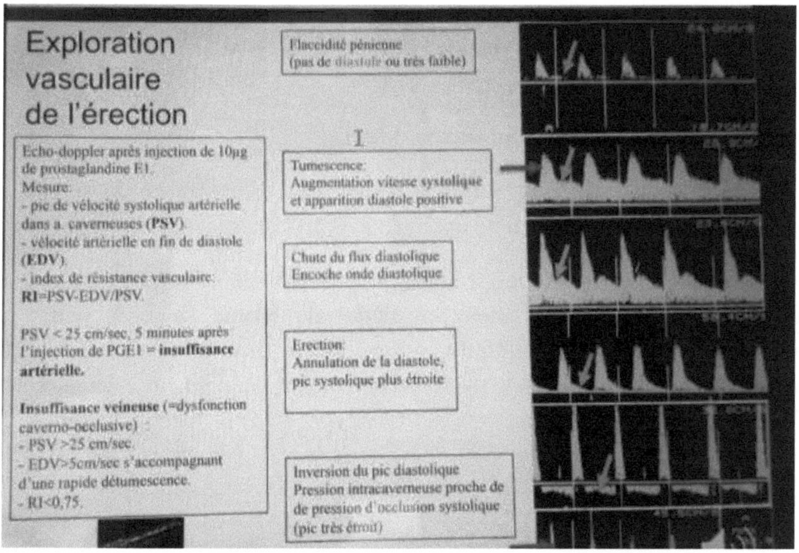

EXPLORAÇÃO VASCULAR NUMA SITUAÇÃO PÓS-CIRÚRGICA

MATERIAIS E MÉTODO

Foi efectuado um estudo retrospetivo, descritivo, com a duração de 04 anos, entre 2020 e 06 / 2023, no Serviço de Urologia do Hôpital Militaire d'Instruction Mohammed V Rabat.

Foram incluídos os doentes com fratura do pénis.

As bases de dados utilizadas foram o registo de hospitalização do serviço, o registo de relatórios do serviço de urgência e os processos clínicos.

Os parâmetros estudados foram a idade, a circunstância de início, o motivo da consulta, o mecanismo de início, os dados do exame físico, o tempo de tratamento, o tratamento instituído, o seguimento pós-operatório e a função sexual após o tratamento. Para todas as variáveis numéricas foi calculada uma média e definidos os extremos.

RESULTADOS

No final do nosso inquérito, foram incluídos 06 doentes ***Quadro 1: distribuição dos doentes de acordo com a idade N= 06***

Grupos etários anos	*número*	*Frequência*
20 à 29	O1	16.66
30 à39	O1	16.66
40 à 49	O2	33.33
50à 59	O1	16.66
60 à 69	O1	16.66

O grupo etário mais representado é o dos 40 aos 49 anos.

N.º 2 Repartição dos doentes por causa de morte

N=06

mecanismos	*não*	*Frequência*
Faux pas de coite	O5	73.33
Manuseamento forçado	O1	16.66

O faux pas de coite está mais representado na nossa série

N.º 3 Distribuição dos doentes p o r topografia e local anatómico da lesão

N= O6

Corpo cavernoso /uni ou bilateral	***número***	***Frequência***
C corpo esquerdo e lateral	02	66.66
Bilateral proximal e dorsal	04	33.33
Total	06	1OO

O envolvimento do corpo cavernoso esquerdo foi mais acentuado na nossa série (06 casos em 06), com envolvimento bilateral em 04 casos (66,66%).

N.º 4 Distribuição dos doentes de acordo com o tempo decorrido entre a fratura e a consulta de urgência

N= O6

Duração em horas	***Número***	***Frequência***
5 horas	02	33 .33
7 horas	01	16.66
8 horas	01	16.66
27 horas	01	16.66
315 horas (15 dias)	01	16.66
Total	06	1OO

O atraso é de 05 horas para dois dos nossos doentes O atraso máximo é de 15 dias para um doente.

N.º 5 Repartição dos doentes por duração da estadia no hospital

N= 06

Duração em horas	***número***	***Frequência***
24 horas	O1	16.66
12 horas	O5	83.33
Total	06	100 %

O tempo de internamento hospitalar foi de 12 horas para 05 doentes.

24H para um doente devido ao atraso antes da consulta cerca de 15 DIAS

Tabela n= 6: Distribuição dos doentes de acordo com o resultado pós-operatório

N= 06

resultados	número	frequência
Bons resultados	05	83,66%
Resultados medíocres	01	16,34 %
TOTAL	**06**	**100%**

Durante este estudo, foi diagnosticada uma única complicação no pós-operatório em D30, marcada por uma curvatura do pénis.

De acordo com a complicação de Clavien e Dindo relativa ao modo de

hospitalização, à duração da hospitalização, ao modo de alta do doente e às revisões do doente no D15, no D30, aos 03 meses e aos 6 meses na consulta, constatámos apenas uma complicação (uma curvatura do pénis).

Sem complicações urinárias ou infecciosas

DISCUSSÃO

A fratura do pénis foi observada há mais de 1000 anos por Abul Kassem em Coudoue, e foi descrita pela primeira vez em 1925 (16).

A- Epidemiologia B-

a- O lugar de Marrocos no mundo - idade

É uma patologia rara em adultos jovens, e Eker acredita que isto pode ser explicado pelo elevado nível de atividade sexual nesta idade (21).

Uma distribuição mundial permitiu-nos conservar o seguinte:

Marrocos, em terceiro lugar, com 226 casos até 2001, atrás do Irão, em segundo lugar, com 240 casos, e dos países da América do Norte, em primeiro lugar, com 250 casos (EUA e Canadá).

A série de nouri em Marrocos relata 56 casos em 08 anos, depois a última maior série marroquina publicada em 201O em Marraquexe também relata 56 casos em 7 anos de DR Saïd ARZA

Em nossa casuística, dentre os 06 pacientes, a faixa etária mais representada foi a de 40-49 anos, ou seja, 33,33%.

Todas estas séries referem uma predominância de adultos jovens, apesar de uma divergência na etiologia.

Na nossa série, a idade média da descoberta foi de 32 anos.

Yapanoglu (35) relatou uma idade média de 35,5 anos numa população de 42 doentes na Turquia em 2009.

Zargooshi no Irão (22) em 2000, a idade média era de 26 anos numa população de 172 PACIENTES.

Koudar (20) nos EUA em 2008, com uma idade média de 39 anos numa população de 08 doentes

b- Estado civil

Na nossa série, 66,67% eram solteiros e 33,33% casados, o que está de acordo com os dados da literatura e com o relatado na série do Dr. Said (21) em Marrachech em 2010, onde 83% eram solteiros e 17% casados.

Esta frequência elevada explica-se pela inexperiência e pelo maior vigor dos jovens.

c- Causas

Entre as etiologias identificadas na literatura como possíveis causas de fracturas dos corpos cavernosos, duas foram identificadas na nossa série: falso coito (83%) e manipulação forçada do pénis ereto (16,66%).

A nossa série difere das séries dos Drs. Saïd (21) e Nouri (12), que referem, respetivamente, 66,1% e 66% de manipulação forçada e 8% e 7,1% de falso coito.

Zargooshi na sua série relata 78,3% de manipulação forçada e 7,9% numa população de 352 pacientes em

Margaris (34) EN 2008 na Grécia relata uma população de 08 pacientes 100%. DE faux pas de coït que é quase comparável à nossa série

d- Mecanismos anatómicos e lesões

Na nossa série, todas as fracturas ocorreram em pénis totalmente erectos; de uma população de 06 doentes foram retidas lesões bilaterais num total de (04) casos classificados como tipo 4, e lesões proximais; uma lesão unilateral e média num único caso classificado como tipo 1.

Não encontrámos qualquer envolvimento ureteral (que poderia ser classificado como tipo 4).

Zargooshi (22) relatou na sua série 91,2% de envolvimento proximal, 3,2% distal, média de 5,4%.

Chung na região China-Taiwan: 50% de envolvimento proximal, 30% intermédio e 20% distal

Abdel Nasser, numa população de 24 pacientes, relatou 41,7% proximal, média de 50%, distal 8,36%.

Nenhuma lesão uretral classificada como tipo 4, que é muito rara mas excecional.

e- **Diagnóstico**

Na nossa série, o diagnóstico é clínico e complementado pela ecografia peniana.

A circunstância do início, a dor, a detumescência e a observação do aspeto típico de beringela são as nossas chaves de diagnóstico e encontram-se em todos os nossos doentes.

O nosso diagnóstico está de acordo com a literatura e é comparável às várias referências (12, 13, 14, 15, 27).

f- **Tempo decorrido antes da visita ao serviço de urgência**

Na nossa série, o tempo mínimo é de 05 horas e o máximo é de 15 dias, ou seja, 360 horas num doente.

O tempo médio de consulta é ......

De acordo com o doente, este atraso pode ser explicado pela vergonha

g- **Tratamento**

O tratamento foi 100% cirúrgico na nossa série, de acordo com as novas recomendações da literatura e de todas as séries que utilizámos como referência, com incisão electiva em apenas um caso em 6 (1/6).

e 5/6 casos de incisão coronal de 3 mm no sulco balanoprepucial

h- **Conjunto operativo**

os pacientes foram revistos em D15, D30 e um mês (foco a longo prazo em seis) em consulta

Apenas um dos nossos doentes apresentava uma curvatura do pénis com um ângulo de 64° em relação à horizontal.

Os nossos resultados terapêuticos globais após este seguimento revelaram-se em conformidade com a média das séries médicas (20, 22, 23, 24).

Figura 13- A única complicação encontrada na nossa série de estudos

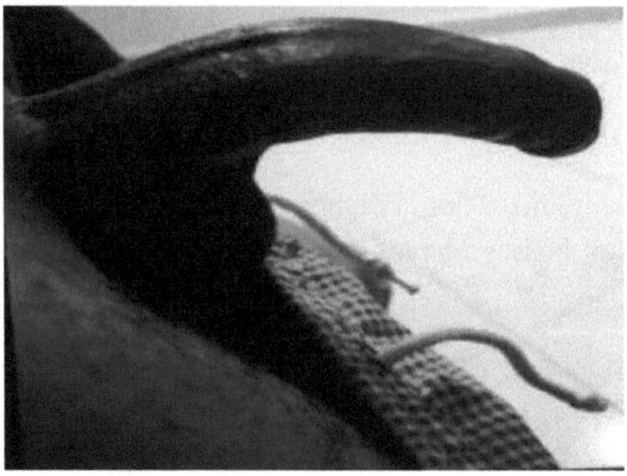

i- Comparação de algumas séries com a nossa

Abdel Nasser (54) aos seis meses, 95,8% foi classificado como bom, curvatura do pénis 4,2%, sem disfunção sexual.

- Dicel (45) seguimento médio de 21 meses, bons resultados=90,9%, sem DE, sem curvatura
- Mazaris (34) ao longo de 24 meses de acompanhamento bom resultado = 100% bom resultado
- Fergany (28) em Cleveland, nos EUA, durante um período de 19 meses, 100% foi classificado como um bom resultado
- Os nossos resultados foram 83,34% bons e 16,66% maus resultados marcados pela curvatura.

CONCLUSÃO

A fratura do pénis é uma patologia rara em adultos jovens com diversas etiologias, mas na nossa série a causa mais comum foi a negligência sexual, divergindo assim de muitas séries asiáticas em que a causa foi de longe a manipulação forçada de um pénis ereto, e juntando-se às séries ocidentais e norte-americanas em que a negligência sexual continuou a ser de longe a mais comum.

A fratura é audível em todos os nossos doentes e é acompanhada de uma rápida desprendimento do pénis, seguida de um aparecimento progressivo do hematoma, o que dá a todos os nossos doentes um aspeto de beringela.

O diagnóstico é clínico, mas os exames imagiológicos como a ressonância magnética, a ecografia e a cavernografia podem ser muito úteis para determinar a localização exacta da lesão e de outras lesões associadas.

O tratamento é cirúrgico e consiste na realização de uma incisão coronal ou electiva, na evacuação do hematoma, na realização de uma cavernorrafia e de uma albinorrafia estanques e na reparação simultânea de eventuais lesões da uretra.

O tratamento médico deve ser evitado, uma vez que conduz frequentemente a

complicações. Os doentes devem ser examinados em consulta.

Apenas uma complicação foi observada na nossa série, marcada por uma curvatura do pénis, e o doente foi levado de volta para endireitar o pénis por plicação.

RESUMO

Introdução

Observado há mais de 1000 anos por Abul Kassem em Coudoue, o traumatismo do pénis com rutura do corpo cavernoso foi descrito e publicado pela primeira vez em 1925 (64). Trata-se de um traumatismo raro que ocorre num pénis ereto e que deve ser tratado precocemente para evitar complicações.

Pacientes e métodos: Um estudo retrospetivo realizado no HMIMV Rabat durante um período de 04 anos, de janeiro de 2020 a dezembro de 2023, identificou uma série de 06 pacientes admitidos por rutura traumática do corpo cavernoso.

Resultados: No final deste estudo, em contraste com a série asiática, no Próximo e Médio Oriente, o passo em falso coital foi o principal (83,37%) e a manipulação forçada de um pénis ereto (16,66%).

O grau III representa 73,33% do total

É uma doença de adultos jovens, com uma idade média de 34 anos e uma predominância de indivíduos solteiros.

Diagnóstico: é clínico, baseado em perguntas e num exame físico completo.

A sintomatologia, embora estereotipada, é marcada na nossa série cronológica por

-Ruído de fissuração em 100% dos casos

- o cético a 100%

-100% de detumescência

- o aparecimento de um hematoma a 100%, que por vezes se estende como asas de borboleta

dando-lhe o aspeto típico da beringela

A ocorrência de hematúria ou de retenção aguda de urina são sinais patognomónicos de lesão uretral.

Nenhum exame parece ser indispensável. E todos os nossos doentes foram tratados ***cirurgicamente (abordagem electiva ou incisão coronal)*** e a evolução foi favorável em 83,66% dos casos e uma curvatura do pénis em 1 caso 16,33%.

Conclusão: O tratamento cirúrgico precoce é a forma ideal de compensar todos os riscos de complicações funcionais pós-operatórias.

FICHAS DE FUNCIONAMENTO

Nome :

Nome próprio : *tel........................*

Idade :

Estado civil :

História:

Circunstâncias em que ocorreu o traumatismo Tempo de consulta :

Exame clínico do pénis na admissão

-	Dor	sim	não
-	Hematoma	sim	não
-	Curvatura do pénis	sim	não
-	Uretrorragia	sim	não
-	Retenção aguda de urina	sim	não

Avaliação: ultrassom sim não RMN :

sim não

Cavernografia : sim não

Tratamento cirúrgico

- **Abordagem** : electiva coronal

- **Caraterísticas da lesão :**

direitaEsquerda
Unilateral Bilateral
Distal Médio proximal

<u>**Grau ou tipo :**</u>

Tipo 1 Sim não

Tipo2 SIM NÃO

Tipo 3	SIM	NÃO
Tipo 4	SIM	não

Evolução :

- Duração :
- Sequelas : funcional estéticas
- Revisão cirúrgica: sim não

BIBLIOGRAFIAS

1. Paparel P, Ruffion A. Rutura do corpo cavernoso: aspectos técnicos do tratamento. Ann Urol 2OO6 :40 :267-272.

2. Grima F, Paparel P, Devonnec M, Perrin P, caillot JL, Ruffion A, : Prises en charge des traumatismes des corps caverneux du penis .Prog Urol 2006.16 :12-18

3. Trye CB. Caso de uma rutura da corporosa cavernosa do pénis. Med com 1784- 1790 Londres;ii 158- 162

4. Franck JP: De courandis Hominum morbis. Liber v, pars II, 1807 ;p 281

5. Mott V: Laceração do corpo cavernoso do pénis, vulgarmente designada por fratura do pénis, ilustrada por dois casos. The ter New-York acad Med1847-; I: 99-103.

6. Huguier: Rutura completa do canal uretral, rutura parcial do corpo cavernoso, morte. Bulletin de la société de chirurgie de parie, abril de 1853, iii514- 518.

7. Eke N. Fratura do pénis: Br J Surg 2002; 89: 555-565

8. Redi R, Um caso de fratura do pénis. J Urol 1926- ; 22/36-44

9. Thomson RF. Rutura do pénis, J Urol 1954. 71:226.

10. Fernstrom U. Rutura do pénis: relato de um caso operado e revisão da literatura.

11. ISHIKAWA T.FUJISAWA M. TAMADA. H INOUE T. SIHIMATANI N: Fratura do pénis: nove casos com avaliação de caso respondido no Japão. Int. J. Urol, 2003; 10:257-260.

12. Nouri M. Koutani A. Tazi K. El khadir K. Ibn Attaya A. Hachimi M. Lakrissa A.Fratura do pénis em 56 casos. Prog Urol, 1998; 8; 542- 647.

13. Taha S A. Sharaya A. Kamal B A. Salem A A. Khwasa S: Fratura do pénis: tratamento cirúrgico. Int Surg, 1988: 73:63_64

14. Mansi M K. Emran M. El Mahrouky A. El Mateet M S: Experiência com

fratura peniana no Egito: resultados a longo prazo da reparação cirúrgica imediata. J Trauma 1993; 35: 67- 70.

15. Mydlo J H, Hayyeri M, Macchia R J,: uretrografia e cavernografia numa pequena série de fracturas penianas: uma comparação dos resultados cirúrgicos. Urologia, 1998; 51: 616- -619.

16. Asgari M A. Hosseni S Y, Safarinjad MR. Samadzadeh B. Bardideh A R: Fracturas do pénis: avaliação, abordagem terapêutica e resultados a longo prazo. Urol, 1996; 155: 148-149.

17. E l bahnasawy MS. Gomba M A. : Fracturas do pénis: o sucesso da intervenção cirúrgica imediata. Int. J. Impot; Resp, 2000; 12: 273-277.

18. Muentener M. Suter S . Hauri D. Sulser T: experiência a longo prazo do tratamento cirúrgico e conservador da fratura peniana. J. Urol, 2004; 172:576-579.

19. Ganem J P., Kennely M J: Ruptured Mondor's disease of the penis mimicking penile fracture. J Urol, 1998.159: 13O2.

20. Saïd ARZA. Fratura do corpo cavernoso cerca de 56 casos no serviço de urologia do hospital militar de Avicenne de Marrachech num período de 8 anos entre 01/01/2000 e 31/12/2007

21. Zargooshi J. Trauma como causa da doença de Peronie: fratura peniana como modelo de trauma. J.Urol 2004: 172:186-188.

22. Manguin P. Pascal B. Cukier J: rutura acidental da uretra durante o coito. J Urol 1983, 89:27-34.

23. François G. Philippe P. Marian D. Paul P. Jean-Louis C ; Alain R : Tratamento dos traumatismos do corpo cavernoso do pénis; Serviço de cirurgia urológica e de transplante renal, serviço de urgências cirúrgicas viscerais, centro hospitalar LYON sud, Pierre Bénite, França. Prog en Urologie (2006) / 16-12-18.

25. Cumming J. Jenkins JD: fratura dos corpos cavernosos e da uretra durante a relação sexual. Br. J Urol 1991; 67: 327.

26. Fetter TR. Gartman N: Rutura do pénis. Relato de caso. Am J. SURG, 1936; 32: 371-372.

27. Fergany A F. Angermeler KW. Montag D K. Revisão da experiência da Cleveland Clinic com fratura peniana. Urologia 1999;54: 352- 355

28. Mydlo J H. Hayyeri M. Macchia JR: uretrografia e cavernosografia numa pequena série de fracturas penianas: comparação com os resultados cirúrgicos. Urologia 1998;51: 616-619.

29. Mydlo J H: Experiências de cirurgiões com fracturas do pénis. J Urol. 2001: 166: 526- 528

30. Godec CJ .Reiser R Logush AZ The erect penis injury prone organ. J.Trauma; 1998:28: 124 -126

MIX
Papier aus verantwortungsvollen Quellen
Paper from responsible sources
FSC® C105338

Printed by Books on Demand GmbH, Norderstedt / Germany